BEI GRIN MACHT SICH IHR WISSEN BEZAHLT

AF168251

- Wir veröffentlichen Ihre Hausarbeit, Bachelor- und Masterarbeit

- Ihr eigenes eBook und Buch - weltweit in allen wichtigen Shops

- Verdienen Sie an jedem Verkauf

Jetzt bei www.GRIN.com hochladen und kostenlos publizieren

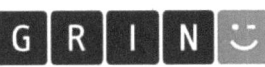

Medizinische Grundlagen. Endokrine Organe, Herz-Kreislauf-Schock und anaphylaktische Reaktion

Daline Ostermaier

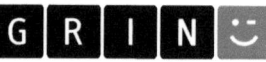

Bibliografische Information der Deutschen Nationalbibliothek:

Die Deutsche Nationalbibliothek verzeichnet diese Publikation in der Deutschen Nationalbibliografie; detaillierte bibliografische Daten sind im Internet über http://dnb.d-nb.de abrufbar.

ISBN: 9783346377128
Dieses Buch ist auch als E-Book erhältlich.

© GRIN Publishing GmbH
Nymphenburger Straße 86
80636 München

Druck und Bindung: Books on Demand GmbH, Norderstedt Germany
Gedruckt auf säurefreiem Papier aus verantwortungsvollen Quellen

Das vorliegende Werk wurde sorgfältig erarbeitet. Dennoch übernehmen Autoren und Verlag für die Richtigkeit von Angaben, Hinweisen, Links und Ratschlägen sowie eventuelle Druckfehler keine Haftung.

Das Buch bei GRIN: https://www.grin.com/document/1001214

Inhaltsverzeichnis

Abkürzungsverzeichnis

ACTH	adrenokortikotropes Hormon
CRH	corticotropin releasing hormone
FSH	folikelstimulierende Hormon
HZV	Herzzeitvolumen
HHN-Achse	Hypothalamus-Hypophysen-Nebennierenrinden-Achse
Ig	Immunglobulin
LH	luteinisierendes Hormon
MODS	Multiorgan-Dysfunktionssyndrom
PTH	Parathormon
TSH	Thyroidea-stimulierendes Hormon

Abbildungsverzeichnis

Tabellenverzeichnis

Anlagenverzeichnis

1. Das Hormonsystem: Endokrine Organe und deren Hormone

Dieses Kapitel beschäftigt sich mit den endokrinen Drüsen bzw. Organen und mit deren Hormonen. Zunächst soll knapp auf die Grundlagen zum endokrinen System eingegangen werden, um eine sinnvolle, theoretische Basis für das nachfolgende Kapitel zu schaffen.

1.1 Grundlagen zum Endokrinen System

Die Endokrinologie ist die sog. Lehre der Hormone und beschäftigt sich demnach mit den hormonbildenden Drüsen und deren Hormonen. Diese Drüsen werden in ihrer Gesamtheit Endokrinium bezeichnet und bilden des Weiteren das Hormonsystem (endokrines System).[1]

Das Hormonsystem dient als Kommunikationssystem, ist also für den Austausch zwischen Gehirn und Körper, sowie für die Koordination verschiedener Organsysteme bei der Anpassung an variable Umweltbedingungen oder wechselnde körperliche Belastungen zuständig.[2]
Die Botenstoffe des endokrinen Systems, also die Hormone (griech."hormon" = bewegen, in Gang setzen), werden in Drüsenzellen produziert. Diese Drüsenzellen werden auch als endokrine (griech. „endo" = nach innen gerichtet; „krinein" = ausschütten) Drüsen/ Organe bezeichnet, da sie für gewöhnlich ihre Produkte in die Blutbahn abgeben. Über diesen Weg erreichen Hormone schließlich ihre Zielgewebe, welche über spezifische Bindungsstellen (Rezeptoren) beeinflusst werden können. Auf diese Weise werden grundlegende Funktionen des Organismus reguliert, wie z. B. Wachstum oder Stoffwechsel.[3]
Das endokrine System stellt eine sinnvolle Ergänzung zum Nervensystem dar und ist eng mit diesem verbunden[4], weshalb beide Systeme auch als neuroendokrines System zusammengefasst werden.[5]

---

[1]   Vgl. Siems/Bremer/Przyklenk (2009), S. 222.
[2]   Vgl. Entringer/Heim (2016), S. 23.
[3]   Vgl. Entringer/Heim (2016), S. 23-24.
[4]   Vgl. Paula (2015), S. 37
[5]   Vgl. Siems/Bremer/Przyklenk (2009), S. 222.

Die endokrinen Drüsen bestehen aus Ansammlungen endokriner Zellen und werden als sekretorisches Organ definiert.[6]

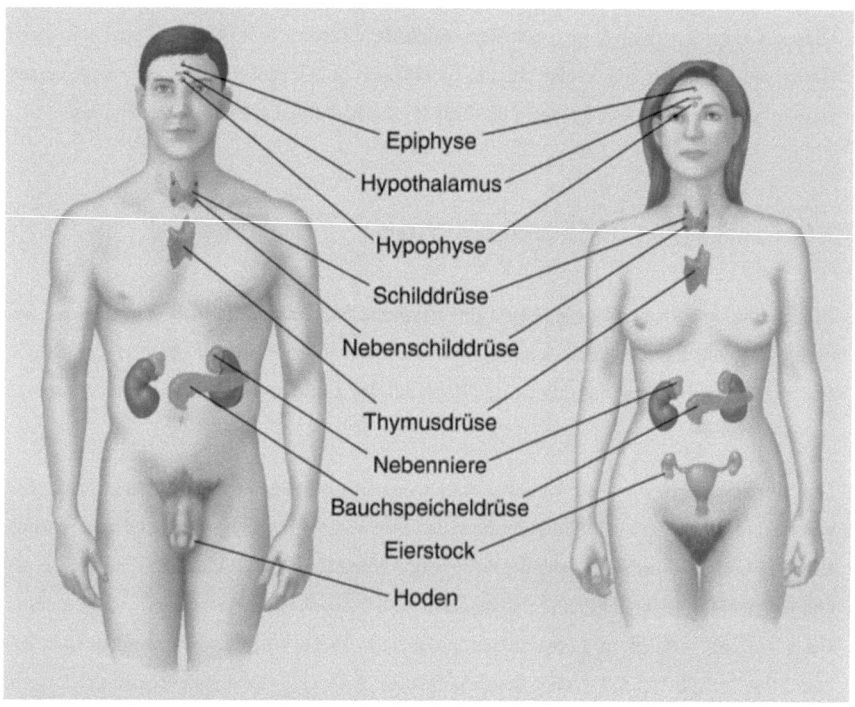

Abb. 1 Die Endokrinen Drüsen
(Quelle: Pinel/Barnes/Pauli, 2019, S. 420)

In Abb. 1 sind einige wichtige endokrine Drüsen dargestellt. Zu den Organen, die ausschließlich im Dienst des Hormonsystems stehen, zählen die Hypophyse, die Schilddrüse (Glandula thyreoidea), die Nebenschilddrüsen (Glandulae parathyreoidea) und die Nebennieren (Glandulae suprarenales). Daneben gibt es endokrine Organe, die noch für weitere Aufgaben zuständig sind, wie z. B. die Bauchspeicheldrüse (Pankreas) oder die Eierstöcke (Ovarien) und Hoden (Testes). Einzelne hormonbildende Zellen finden sich außerdem im Körper verteilt wieder, so z. B. im Magen-Darm-Trakt oder im Atemsystem.[7]

---

[6]   Vgl. Roth/Flich/Huber (2018), S. 230.
[7]   Vgl. Paula (2015), S. 38.
     Vgl. Roth/Flich/Huber (2018), S. 230.

1.2 Endokrine Organe und die Funktion ihrer Hormone

Dieses Kapitel befasst sich nun spezifischer mit den vier wichtigsten endokrinen Organen, also mit jenen, welche ausschließlich im Dienst des Hormonsystems stehen. Zu jedem der vier Organe wird je ein relevantes Hormon (oder eine Hormongruppe) vorgestellt und insbesondere die Funktionsweise erläutert.

1.2.1 Hirnanhangdrüse (Hypophyse)

Die Hypophyse oder Hirnanhangdrüse ist eine etwa bohnengroße endokrine Drüse und befindet sich an der Hirnbasis in der sog. Sattelgrube (Sellaturcica). Durch den Hypophysen-Stiel (Infundibulum) ist die Hypophyse direkt mit dem Hypothalamus verbunden. Zusammen bilden sie eine morphologische und funktionelle Einheit (hypothalamisch-hypophysäres System), die als entscheidende Nahtstelle bzw. Schaltstelle zwischen neuronalen und hormonellen Regelprozessen fungiert.[8]

---

[8]   Vgl. Becker-Carus (2020), S. 794.

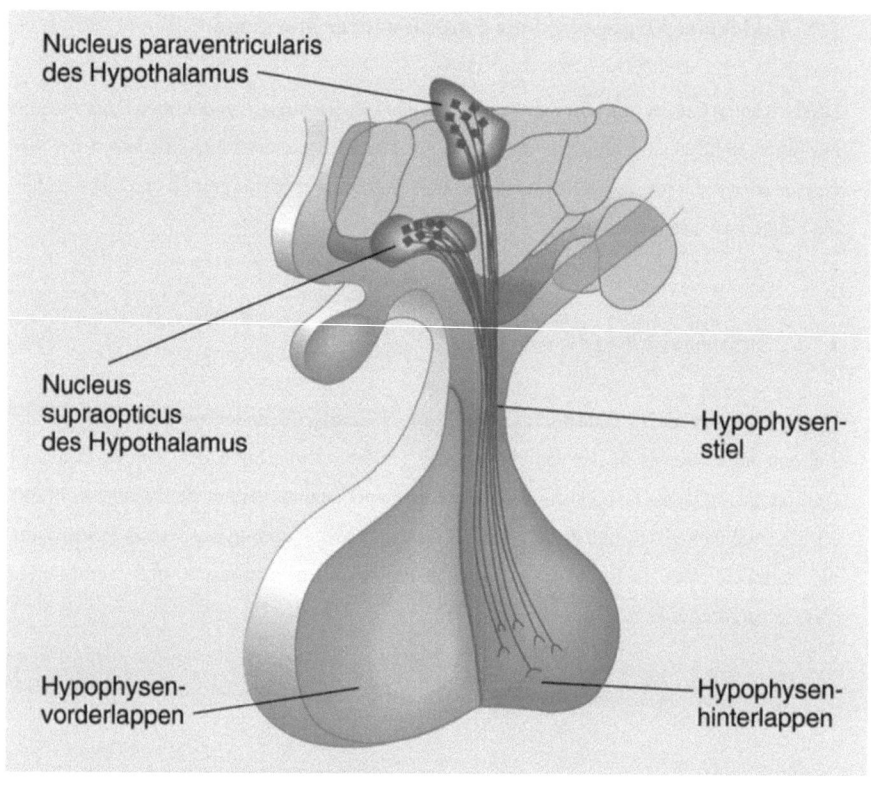

Abb. 2 Hypophysenvorderlappen und -hinterlappen
(Quelle: Pinel/Barnes/Pauli, 2019, S. 423)

Die Hypophyse wird unterteilt in den Hypophysenvorderlappen (Adenohypophyse) und den Hypophysenhinterlappen (Neurohypophyse), welche allerdings im Laufe der Embryonalzeit miteinander verschmelzen.[9] Während die Adenohypophyse für die Hormonsekretion durch Thymus, Nebennierenrinde und Gonaden zuständig ist und eine wichtige Rolle für das Wachstum spielt, regelt die Neurohypophyse den Flüssigkeitshaushalt und den Elektrolythaushalt.[10] Die Abgabe der Hormone aus den Hypophysenlappen wird wiederum durch den Hypothalamus gesteuert.

---

[9] Vgl. Pinel/Barnes/Pauli (2019), S. 421-422.
[10] Vgl. Entringer/Heim (2016), S. 24.

Insbesondere die Adenohypophyse wird als „Steuerungsdrüse" bezeichnet, da ihre Hauptfunktion, wie schon erwähnt, darin besteht die Freisetzung von Hormonen aus anderen Drüsen zu beeinflussen. Genauer sind dafür sog. glandotrope Hormone zuständig („trop" = Fähigkeit andere Dinge zu stimulieren bzw. zu ändern).

Ein Beispiel für glandotrope Hormone der Adenohypophyse sind die Gonadotropine. Sie werden über das Kreislaufsystem zu den Gonaden bzw. Keimdrüsen transportiert, um die Freisetzung von Keimdrüsenhormonen zu stimulieren.[11]

Die wichtigsten Gonadotropine sind das folikelstimulierende Hormon (FSH) und das luteinisierende Hormon (LH). Bei der Frau regulieren diese Hormone die Funktion der Eierstöcke, also die Hormonproduktion (z. B. Östrogen und Progesteron) und regen den Monatszyklus mit dem Eisprung (Ovulation), der Follikelreifung und der Gelbkörperwerdung (Corpus-leutum-Phase) an. Beim Mann fördern LH und FSH die Freisetzung von Testosteron und führen die Samenreifung (Spermatogenese) herbei.[12]

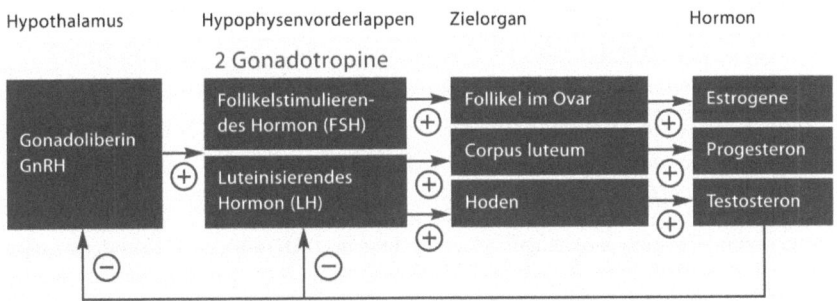

Abb. 3 Steuerung der Freisetzung der Sexualhormone
(Quelle: Beubler, 2018, S. 161)

---

11   Vgl. Pinel/Barnes/Pauli (2019), S. 421-422.
12   Vgl. Janke/Zimmermann (2020), S. 714-715.

1.2.2 Nebennieren (Medulla)

Die Nebennieren sitzen auf den oberen Polen der Nieren und sind gleichermaßen eine paarige Hormondrüse. Sie befinden sich zwar nicht in der Organkapsel der Nieren, doch innerhalb des schützenden Fettlagers. Trotz der irreführenden Bezeichnung stellen die Nebennieren eigenständige Organe dar.

Die Nebennieren bestehen aus der Nebennierenrinde (Cortex suprarenalis) und dem Nebennierenmark (Medula suprarenalis):[13]
Das Nebennierenmark ist ein kleinerer ektodermaler Teil, welcher zu den sympathischen Paraganglien gehört.[14] Dort werden v. a. die Catecholamine Adrenalin und Noradrenalin, aber auch Dopamin gebildet. Die Nebennierenrinde unterteilt sich in drei verschiedene Zonen in denen drei Hormongruppen produziert werden: Mineralcorticoide, v. a. Aldosteron werden in der äußeren Zone (Zona glomerulosa) gebildet. Glukokortikoide, insbesondere Kortisol, werden in der mittleren Zone (Zona fasciculata) produziert. Androgene und Östrogene werden in der inneren Zone (Zona reticularis) hergestellt.[15]

Ein sehr interessantes Hormon ist das bereits genannte Kortisol. Es ist das wichtigste der in der Nebennierenrinde produzierten Glukokortikoide. Die Sekretion dieses Hormons steht unter dem Einfluss der Hypophyse. Genauer ist Kortisol das Zielhormon der Hypothalamus-Hypophysen-Nebennierenrinden-Achse (HHN-Achse). Es wird durch das adrenokortikotrope Hormon (ACTH) des Hypophysenvorderlappens (der „Steuerungsdrüse") reguliert, welches wiederum durch das corticotropin releasing Hormon (CRH) aus dem Hypothalamus reguliert wird.[16]

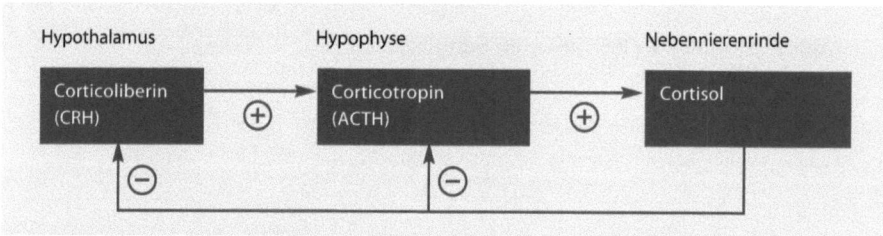

Abb. 4 Physiologische Steuerung der Freisetzung der Nebennierenhormone
(Quelle: Beubler, 2018, S. 159)

---

[13] Vgl. Paula (2015), S. 38.
[14] Vgl. Marischler (2014), S. 78.
[15] Vgl. Janke (2020), S. 1222.
[16] Vgl. Wirtz (2020), S. 1004-1005.

12

Kortisol wird als Antwort auf Stress gebildet, um den Organismus an Stresssituationen anzupassen und wird dementsprechend auch als „Stresshormon" bezeichnet. Es erfüllt zahlreiche wichtige Funktionen im Organismus und spielt u. a. in verschiedenen Stoffwechselprozessen eine bedeutende Rolle. Hauptaufgabe stellt die Zuckerneubildung (Glukoneogenese) in der Leber dar. Kortisol hemmt außerdem die Glukoseaufnahme und -verwertung im peripheren Gewebe. Ein weiterer Aufgabenbereich von Kortisol ist der Fettstoffwechsel, da es die Lipolyse (Fettabbau) fördert. Des Weiteren wird die Proteinbildung (Proteinsynthese) gehemmt und der Proteinabbau (Proteolyse) stimuliert. Entzündungsreaktionen des Immunsystems werden durch die entzündungshemmende (antiphlogistische) und immunsuppressive Wirkung von Kortisol kontrolliert, indem die Immunantwort reguliert wird.[17]

1.2.3 Schilddrüse (Glandula thyreoidea)

Die Schilddrüse ist ein endokrines Organ, das halbringförmig um die Luftröhre (Trachea), direkt unter dem Kehlkopf (Larynx) liegt. Sie ist von einer Kapsel aus dichtem Bindegewebe umgeben und dadurch an der Luftröhre befestigt. Das Bindegewebe unterteilt das Drüsengewebe in zwei Lappen, die durch das Isthmus verbunden sind. Die Schilddrüse besteht aus Follikeln. Als funktionelle Einheit synthetisieren die follikulären Zellen die wichtigsten Hormone der Schilddrüse, Thyroxin (T4) und Trijodthyronin (T3). Die Schilddrüsenhormonsynthese ist abhängig von einer ausreichenden Versorgung mit Jod über die Nahrungsaufnahme.[18] Thyroxin (T3) wird nämlich erst durch die Dejodase in das eigentlich wirksame Trijodthyronin (T4) umgewandelt.[19]

Die Sekretion der Schilddrüsenhormone steht, ähnlich wie Kortisol, unter dem Einfluss der Hypophyse. In diesem Fall unter dem Einfluss des Thyroidea-stimulierenden Hormons (TSH), das im Hypophysenvorderlappen gebildet wird. TSH wird wiederum durch das Thyreotropin

---

17   Vgl. Kleine/Rossmanith (2014), S. 234-236.
      Vgl. Wirtz (2020), S. 1004.
18   Vgl. Kleine/Rossmanith (2014), S. 289-290.
      Vgl. Marischler (2014), S. 50.
19   Vgl. Kleine/Rossmanith (2014), S. 336, 310.

releasing hormone des Hypothalamus gesteuert.[20] Diese Zusammenhänge werden unter dem Begriff Hypothalamus-Hypophysen-Schilddrüsenachse zusammengefasst.[21]

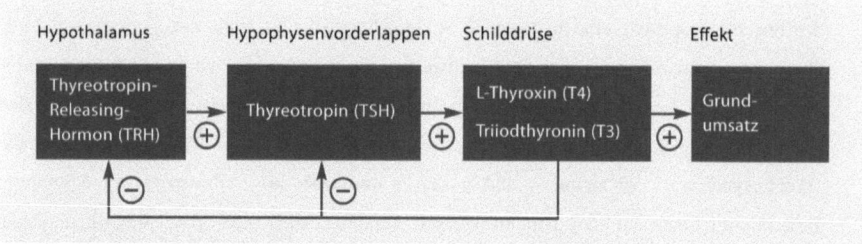

Abb. 5 Steuerung der Freisetzung der Schilddrüsenhormone
(Quelle: Beubler, 2018, S. 156)

Die Schilddrüsenhormone besitzen eine Reihe wichtiger Funktionen im Körper und üben zahlreiche Wirkungen auf die Entwicklung und Reifung, das Herz-Kreislauf-System und das Nervensystem aus. Besonders relevant ist darüber hinaus die stimulierende Wirkung auf den Grundumsatz, also auf den Energiestoffwechsel.[22] Im Kindesalter sind die Schilddrüsenhormone vorwiegend für das Wachstum des Organismus notwendig, im Erwachsenenalter steigern sie den Stoffwechsel.[23]

1.2.4 Nebenschilddrüsen (Glandulae parathyreoidea)

Die Nebenschilddrüsen werden auch als Epithelkörperchen bezeichnet und liegen an der Rückseite der Schilddrüse, in dessen Organkapsel sie eingeschlossen sind. Sie gliedern sich in etwa linsengroße Knötchen, wobei je links und rechts zwei der Knötchen untereinander liegen.[24]

Die Hauptfunktion der Nebenschilddrüsen ist die Synthese und Freisetzung des Parathormons (PTH), welches eine fundamentale Rolle beim Kalziumstoffwechsel spielt. PTH ist zusammen

[20]   Vgl. Gründer (2020), S. 1553.
[21]   Vgl. Assen (2016), S. 83.
[22]   Vgl. Kleine/Rossmanith (2014), S. 290, 253.
[23]   Vgl. Gründer (2020), S. 1553.
[24]   Vgl. Paula (2015), S. 39.
       Vgl. Siems/Bremer/Przyklenk (2009), S. 104.

mit Kalzitonin und Kalzitriol für die Aufrechterhaltung einer exakten Kalziumkonzentration im Blut zuständig.[25]

PTH wird dann aus der Nebenschilddrüse freigesetzt, wenn die Kalziumkonzentration im Blut sinkt, um die Konzentration wieder zu erhöhen. Diese Regulation erfolgt direkt über Kalziumrezeptoren aus der Membran der hormonbildenden Zellen. Kalzitonin kann dabei als Gegenspieler des PTH gesehen werden: Eine Erhöhung der Kalziumkonzentration führt zu einer Reduzierung der PTH-Bildung und einer Freisetzung von Kalzitonin. Gleichzeitig wird die Kalzitonin-Bildung blockiert, sobald die Kalziumkonzentration sinkt.[26]

Die Ausschüttung von PTH hat die Freisetzung von Kalzium aus den Knochen zur Folge, indem die Osteoplasten aktiviert werden. Auch Phosphat wird aus den Knochen freigesetzt. An der Niere bewirkt es eine verstärkte Kalziumrückresorption, während die Phosphatausscheidung gefördert wird. Insgesamt wird somit die Phosphatkonzentration im Blut vermindert und die Kalziumkonzentration erhöht. In den Nieren fördert PTH ebenfalls die Synthese von Kalzitriol, der Wirkform von Vitamin D3. Durch die Kalzitriolsynthese bewirkt PTH indirekt auch die Resorption von Kalzium im Darm.[27]

---

[25] Vgl. Kleine/Rossmanith (2014), S. 242, 315.
[26] Vgl. Kleine/Rossmanith (2014), S. 135-137.
[27] Vgl. Marischler (2014), S. 66-67.
       Vgl. Beubler (2018), S. 157.

2. Das Herz-Kreislauf-System: Schock

In diesem Kapitel sollen die Grundlagen zum Schockgeschehen erläutert werden. Dafür wird zunächst eine knappe Einführung in das Thema Herz-Kreislauf-System erfolgen. Anschließend sollen die verschiedenen Schockklassen bzw. -formen voneinander abgegrenzt werden und zuletzt die pathophysiologischen Grundlagen des Schocks am Modell der Schockspirale beschrieben werden.

2.1 Grundlagen zum Herz-Kreislauf-System

Das Herz-Kreislauf-System ist das wichtigste Transportsystem des menschlichen Körpers und besteht grundlegend aus dem Herzen, dem Blut und den Blutgefäßen. Seine Hauptaufgabe ist die Versorgung aller Organe und Organsysteme mit Sauerstoff, Nährstoffen und Hormonen, aber auch die Entsorgung von Kohlendioxid und anderen auszuscheidenden Substanzen.[28]

Das Herz-Kreislauf-System ist ein in sich geschlossenes System aus teils durchlässigen und dehnbaren Röhren. Das Herz stellt dabei die zentrale Pumpe dar und wird von einem eigenen Erregungsbildungs- und Erregungsleistungssystem angetrieben. In einer rhythmischen Schlagabfolge pumpt das Herz Blut in die Blutgefäße, sodass Blut durch das gesamte Kreislausystem fortbewegt und verteilt wird. Durch ständig bestehendes Druckgefälle und Klappsysteme ist der Blutfluss nur in eine Richtung möglich:
Arterien transportieren Blut vom Herzen weg in eine Endstrombahn, ein Kreislaufabschnitt mit Kapillargebieten zum Stoffaustausch. Die Venen sammeln das Blut der Endstrombahn und führen es zum Herzen zurück.[29]

Der Kreislauf lässt sich dabei in zwei Kreislaufsysteme unterteilen:
Der kleine oder Lungenkreislauf leitet kohlensäurereiches, venöses Blut in das Kapillarbett der Lungenbläschen (Alveolen) zur Sauerstoffsättigung (Oxygenierung), während die große oder

---

[28] Vgl. Siems/Bremer/Przyklenk (2009). S. 182.
[29] Vgl. Löllgen/Bachl/Lorenz/Schulze-Bahr/Löllgen/Csajagi/Pigozzi (2018), S. 60-61.
Vgl. Siems/Bremer/Przyklenk (2009). S. 182.

Körperkreislauf sauerstoffreiches arterielles Blut in das Kapillarsystem des Gesamtorganismus leitet.[30]

2.2 Schock – Definition und Klassifikation

„In medizinischen Sprachgebrauch versteht man unter Schock einen lebensbedrohlichen physischen Zustand unterschiedlicher Genese, der mit einer kritischen Beeinträchtigung der Organperfusion (Mikro- und Makrozirkulation) und konsekutivem Missverhältnis zwischen Sauerstoffangebot und Sauerstoffbedarf einhergeht."[31]

Das Schocksyndrom ist ein komplexes Krankheitsgeschehen mit vielfältigen Ursachen und individuellen Verläufen. Sinnvoll ist deshalb die Einteilung des Schocks in unterschiedliche Kategorien, welche auf der primären Pathophysiologie basieren.[32] Im Folgenden werden vier klassische Schockkategorien voneinander abgegrenzt. Der Fokus liegt dabei auf der Pathogenese bzw. Pathophysiologie, sodass Symptome und Behandlung der Schockformen bewusst ausgeklammert werden.

---

[30]   Vgl. Löllgen et al. (2018), S. 61.
       Vgl. Siems/Bremer/Przyklenk (2009). S. 184-185.
[31]   Krebs/Bail/Junger (2012), S. 113.
[32]   Vgl. Kretzschmar/ Knacke (2015), S. 332.

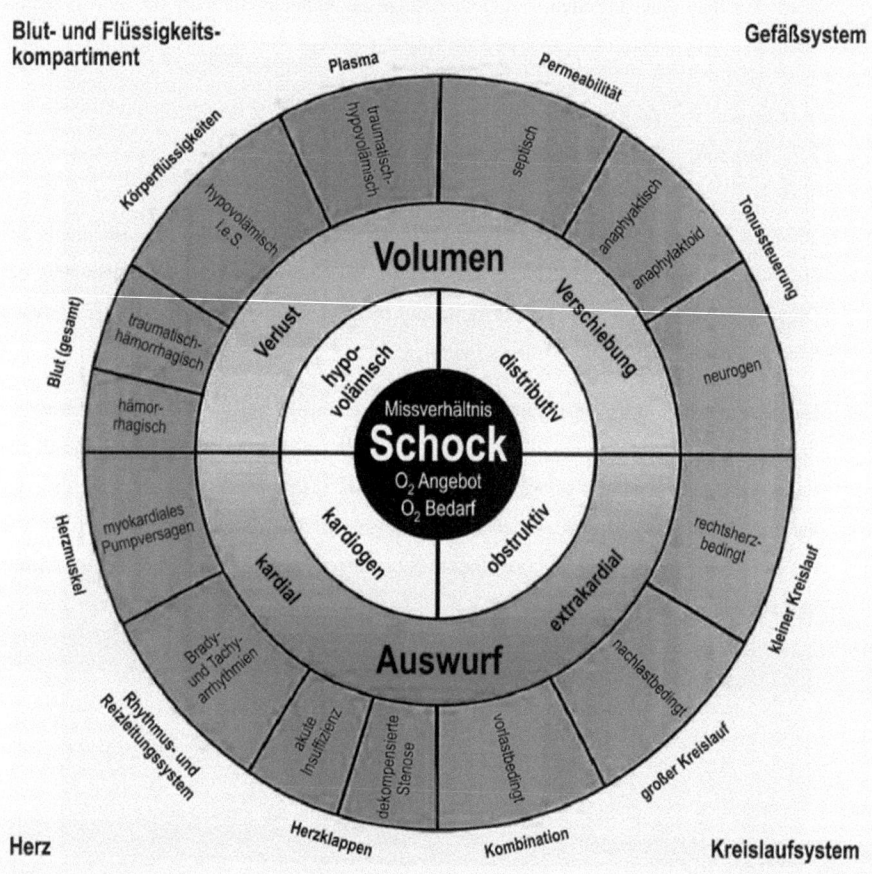

Blut- und Flüssigkeitskompartiment

Gefäßsystem

Herz

Kreislaufsystem

Abb. 6 Synopse der vier Klassen der Schockformen
(Quelle: Standl et al., 2018, S. 759)

Der hypovolämische Schock oder Volumenmangelschock ist ein Zustand, der durch die Abnahme des Blut- und/oder Plasmavolumens zustande kommt. Aus dem Namen geht hervor, dass diese Schockkategorie durch einen absoluten Volumenmangel geprägt ist. Insgesamt umfasst diese Kategorie vier Untergruppen. Der hämorrhagische Schock ist die Folge akuter Blutung ohne wesentliche Gewebeschädigung (z.B. Stichverletzung), während der traumatisch-hämorrhagische Schock Folge akuter Blutung mit Gewebeschädigung ist (penetrierendes Abdominaltrauma). Ein hypovolämischer Schock im engeren Sinne wird durch eine kritische Abnahme des zirkulierenden Plasmavolumens ohne akute Blutung verursacht (z.B. Ileus) und

18

ein traumatisch-hypovolämischer Schock durch eine kritische Abnahme des zirkulierenden Plasmavolumens ohne akute Blutung durch Gewebeschädigung (z.b. großflächige Verbrennung).[33]

Bei einem distributiven Schock kommt es durch eine pathologische Umverteilung des Blutvolumens zu einem relativen Volumenmangel. Die Ursache hierfür ist entweder der Verlust der Kontrolle des Gefäßtonus, sodass das Blutvolumen innerhalb des Gefäßsystems verschoben wird, oder eine Störung der Gefäßdurchlässigkeit (Permeabilitätsstörung des Gefäßsystems) mit einer Verschiebung des Blutvolumens in das Interstitium. Es werden die drei folgenden Untergruppen unterschieden:

Ein septischer Schock wird als fehlregulierte Körperantwort auf eine Infektion mit lebensbedrohlichen Organdysfunktionen definiert. Der relative Volumenmangel kommt hier durch eine fehlregulierte Steuerung des Gefäßtonus und eine Permeabilitätsstörung des Gefäßsystems zustande.[34] Der anaphylaktische/anaphylaktoide Schock ist die schlimmste Art einer Überempfindlichkeitsreaktion. Es kommt zu einer massiven Histaminausschüttung, welche wiederum eine Gefäßweitstellung auslöst und schließlich den relativen Volumenmangel herbeiführt. Der neurogene Schock ist ein Zustand, bei dem das Gleichgewicht sympathischer und parasympathischer Regulation der Herzfunktion und Gefäßmuskulatur gestört ist, sodass eine Gefäßweitstellung schließlich wieder zu einem relativen Volumenmangel führt.[35]

Der kardiogene Schock resultiert aus primärem Herzversagen und folglich einer kritischen Verminderung des Herzminutenvolumens durch eine Pumpschwäche des Herzens. Der kardiogene Schock kann myogene (z. B. Herzinfarkt), mechanische (z. B. Herzklappenerkrankungen) oder rhythmogene (tachykarde/bradykarde Rhythmusstörungen) Ursachen haben.[36] Der pathophysiologische Ursprung liegt entweder in einer systolischen Funktionsstörung bei reduzierter Auswurfleistung oder einer diastolischen Störung mit Beeinträchtigung der ventrikulären Füllung. Die Folge ist die Ingangsetzung einer kompensatorischen Gegenregulation mit dem Ziel einer Zentralisation des Blutvolumens, um das Herzzeitvolumen wiederherzustellen und aufrecht zu erhalten.[37]

---

[33] Vgl. Standl/Annecke/Cascorbi/Heller/ Sabashnikov/Teske (2018), S. 758.
      Vgl. Wagner/Baumgart (2007), S. 597.
[34] Vgl. Standl et al. (2018), S. 761.
[35] Vgl. Standl et al. (2018), S. 763-764.
[36] Vgl. Adams et al. (2012), S. 546.
[37] Vgl. Wagner/Baumgart (2007), S. 595.

19

Der obstruktive Schock ist dem kardiogenen Schock in Bezug auf die Symptomatik sehr ähnlich. Es handelt sich um einen Schockzustand, welcher durch die Obstruktion großer Gefäße oder des Herzens selbst hervorgerufen wird. Dadurch kommt es zu einem verminderten Blutfluss der großen Gefäße oder einem vermindertem Auswurf des Herzens. Ein obstruktiver Schock ist folglich durch einen massiven Abfall des Herzzeitvolumens und des Blutdrucks gekennzeichnet.[38] Dieser Zustand wird entweder durch eine Behinderung der diastolischen Füllungsfunktion oder durch eine Behinderung der systolischen Füllungsfunktion (exzessive Nachlasterhöhung) verursacht.[39] Dabei sind die drei häufigsten Ursachen das Spannungspneumothorax, die Perikardtamponade und die akute Lungenembolie.[40]

2.3 Das Modell der Schockspirale

Die wichtigste Erkenntnis des vorigen Kapitels ist, dass das Schocksyndrom hauptsächlich durch vier verschiedene Grundmechanismen ausgelöst wird, welche den folgenden Schockkategorien zugeordnet sind:

Schockkategorie	Primäre Pathophysiologie
Hypovolämischer Schock	Verminderung des venösen Rückstroms durch absoluten Volumenmangel
Kardialer Schock	Primäre Minderung der Herzleistung
Obstruktiver Schock	Extrakardiale Flussbehinderung
Distributiver Schock	Verminderung des venösen Rückstroms durch relativen Volumenmangel

Tab. 1 Klassifikation des Schocks nach primärer Pathophysiologie
(eigene Darstellung)

---

[38] Vgl. Standl et al. (2018), (2018), S. 765–766.
[39] Vgl. Müller-Werdan et al. (2005), S. 338.
[40] Vgl. Hempel/Michels (2019), S. 890.

Diese Differenzen zwischen den verschiedenen Schockformen bestimmen allerdings nur die Art des Eintritts in das Schockgeschehen. Denn unabhängig von der Schockursache steht der Schock am Ende einer Kette pathophysiologischer Veränderungen.[41] Es kommt zunächst zu einer Verminderung der peripheren Gewebedurchblutung und zu einem Sauerstoffmangel der lebenswichtigen Organe. Die Folge sind dann Störungen des Zellstoffwechsel oder sogar Zelltod bei parallelem Anstieg toxischer Substanzen.[42]

Bei ausbleibender Behandlung endet also jedes Schockgeschehen in einer zunächst reversiblen und später irreversiblen Zellschädigung lebenswichtiger Organe.[43] Bei länger andauernden Schockzuständen kommt es schließlich zu erheblichen Funktionseinschränkungen bzw. Versagen zweier oder mehrerer Organe. Diese Komplikation bezeichnet man als Multiorgan-Dysfunktionssysndrom (MODS) und geht mit sehr hoher Letalität einher.[44]

Hinter dieser Reaktionskette verbirgt sich ein „Circulus vitiosus", also einer Art Teufelskreis. Deshalb wird das Schocksyndrom in seinem Geschehen auch als Schockspirale bezeichnet. Wie Abb. 7 veranschaulicht, verstärken sich die pathophysiologischen Veränderungen immer weiter:

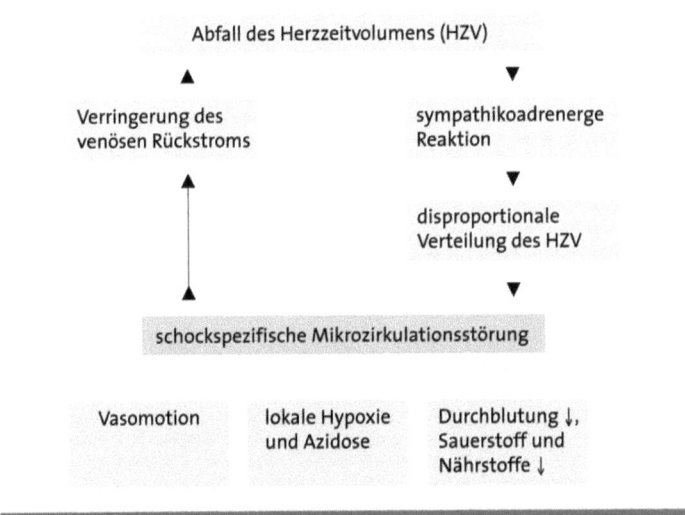

Abb. 7 Circulus Vitiosus (Schockspirale)
(Quelle: Kretzschmar/Knacke, 2015, S. 335)

---

41   Vgl. Kretzschmar/Knacke (2015), S. 337.
42   Vgl. Kretzschmar/Knacke (2015), S. 335.
43   Vgl. Wagner/Baumgart (2007), S. 594.
44   Vgl. Kretzschmar/Knacke (2015), S. 336.

Ein Abfall des Herzzeitvolumens (HZV) führt zu einer sympathikoadrenergen Reaktion, welche die Zentralisation aber auch die disproportionale Verteilung des HZV zur Folge hat. Diese verstärkt bzw. erzeugt die schockspezifische Mikrozirkulationsstörung inklusive Vasomotion, lokaler Hypoxie und Azidose, sowie verminderter Versorgung der lebenswichtigen Organe mit Sauerstoff und Nährstoffen. Gleichzeitig führt die Mikrozirkulationsstörung durch Veränderung der Fließeigenschaften des Blutes bzw. Blutgerinnung zu einer Verringerung des venösen Rückstroms und wiederum zu einem weiteren Abfall des HZV und einer Verstärkung der Hypovolämie im Sinne des Teufelskreises.[45]

Es sei darauf hingewiesen, dass die genauen Vorgänge und Phasen des Schockgeschehens äußerst komplex und umfangreich sind, sodass sich in den obigen Ausführungen auf eine knappe Darstellung ausgewählter Aspekte beschränkt wurde.

---

[45] Vgl. Kretzschmar/Knacke (2015), 131-124.

3. Die anaphylaktische Reaktion und das Immunsystem

Dieses Kapitel befasst sich mit dem anaphylaktischen Schock und ausgewähltem immunologischen Hintergrundwissen. Im Folgenden werden zunächst die Grundlagen des Immunsystems aufgearbeitet und die Pathologie des Immunsystems mit Fokus auf Allergien angeschnitten. Auf dieser Basis soll schließlich die Anaphylaxie und insbesondere die zugrundeliegende Immunreaktion erläutert werden.

3.1 Grundlagen des Immunsystems

Das Immunsystem ist ein Organsystem, das den Körper mithilfe komplexer Mechanismen schützen kann. Es wehrt das Eindringen von pathogenen Mikroorganismen oder anderen Fremdsubstanzen ab und schwächt oder eliminiert bereits eingedrungene Mikroorganismen bzw. Fremdsubstanzen. Des Weiteren bekämpft das Immunsystem fehlerhaft gewordene körpereigene Zellen (z.B. Tumorzellen).[46] Moleküle, welche als fremd erkannt werden heißen Antigene. Das Immunsystem antwortet auf fremde oder entfremdete Antigene mit einer Immunantwort, also einer Gruppe zellulärer und molekularer Reaktionen.[47]

Unterschieden wird die natürliche Immunantwort (mit Mechanismen der natürlichen Immunität), und die erworbenen Immunantwort (mit Mechanismen der erworbenen Immunität). Die natürliche Immunantwort wirkt gegen Antigene im Allgemeinen und wird deshalb auch als unspezifisch bezeichnet. Die erworbene Immunatwort wirkt dahingegen spezifisch, da sie nur gegen ein einziges bestimmtes Antigen gerichtet ist.

Die beiden Arten der Immunatwort besitzen jeweils einen zellulären und einen humoralen (molekularen) Schenkel.[48] So ergeben sich, wie Tab. 2 nachfolgend darstellt, insgesamt vier Arten der Immunantwort:

---

[46]   Vgl. Siems/Bremer/Przyklenk (2009), S. 235.
[47]   Vgl. Ferenčik/Zervan (2006), S. 16.
[48]   Vgl. Ferenčik/Zervan (2006), S. 43.

Teilsystem der Abwehr	unspezifisch	spezifisch
Humoral	Komplementsystem, Zytokine, Lysozym	Antikörper (produziert von Plasmazellen und B-Lymphozyten)
Zellulär	Makrophagen, Neutrophile, natürliche Killerzellen	T-Lymphozyten, B-Lymphozyten

Tab. 2 Möglichkeiten der spezifischen und unspezifischen Immunantwort
(eigene Darstellung; in Anlehnung an: Loop, 2003, S. 55)

Die humorale spezifische Immunantwort findet z.b. mit Hilfe von Antikörpern statt, die von Plasmazellen gebildet werden. Diese Plasmazellen entstehen wiederum aus B-Lymphozyten (B-Zellen) nach dem Erkennen eines spezifischen Antigens. An diesem Prozess sind außerdem präsentierende Zellen (APC, antigen-presenting-cells) und eine Subpopulation der T-Lymphozyten (Helfer- TH-Zellen) beteiligt. Einen Teil der humoralen Immunmechanismen bilden verschiedene Zytokine, welche von T-Lymphozyten produziert werden.[49]

Antikörper sind die grundlegenden Moleküle des Immunsystems und zählen zu den Immunglobulinen (Ig). Insgesamt gibt es fünf Klassen von Immunglobulinen (IgG, IgM, IgA, IgD und IgE), wobei jede Klasse unterschiedliche Funktionen aufweist. Die Funktion der Antikörper der Klasse IgE ist z.b. die Schleimhautabwehr gegen vielzellige Parasiten (z.B. Würmer). IgE-Antikörper sind des Weiteren für ihre Antwort auf verschiedene Allergene im Rahmen einer allergischen Überempfindlichkeitsreaktion bekannt und werden deshalb auch Reagine genannt.[50]

3.2 Immunpathologie: Überempfindlichkeitsreaktionen

„Unter dem Begriff Immunpathologie werden Schädigungen des Organismus durch fehlende, fehlgeleitete oder überschießende Imunreaktionen zusammengefasst.“[51] Überschießende Immunreaktionen kommen bei Überempfindlichkeit (Hypersensibilität) vor und schädigen das eigene Körpergewebe. Außerdem sind sie für Entzündungsprozesse, Autoimmunkrankheiten und Transplantatabstoßung verantwortlich. Von Allergie wird gesprochen, wenn das Ziel der

---

[49] Vgl. Ferenčik/Zervan (2006), S. 43–44.
[50] Vgl. Ferenčik/Zervan (2006), S. 25–26.
[51] Vgl. Kaufmann (2009), S. 99.

24

spezifischen Immunantwort Umweltantigene (Allergene) sind und die Schädigung von Gewebe und Zellen indirekt durch Entzündungszellen und -mediatoren hervorgerufen wird.[52]

Es werden insgesamt vier klassische Typen von Überempfindlichkeitsreaktionen unterschieden: Die Typ-I-Reaktion ist die häufigste Form der allergischen Immunreaktion und geht mit der Bildung von spezifischen IgE, Mastzellensensibilisierung, Aktivierung von Th2-Lymphozyten und Infiltration durch eosinophile Granulozyten einher. Die IgG vermittelte Typ-II-Reaktion ist gegen Zelloberflächen oder matrixassoziierte Antigene gerichtet, während die gleichfalls IgG vermittelte Typ-III Reaktion gegen lösliche Antigene erfolgt. Über die Bildung von Immunkomplexen wird eine Entzündung hervorgerufen, die z.b. bei autoimmunologischen Erkrankungen von Bedeutung ist. Die Typ-IV-Reaktion wird durch T-Lymphozyten vermittelt, wobei diese in zwei Klassen unterteilt wird. Bei der ersten Form werden Th1-Zellen gebildet, welche durch die Aktivierung von Makrophagen eine Gewebeentzündung induzieren. Die zweite Unterform verursacht direkt eine Gewebeschädigung, da zytotoxische T-Zellen differenziert werden.[53] In Tabelle 4 werden diese vier Typen der Überempfindlichkeitsreaktion nochmals zusammengefasst und mit einer Übersicht über mögliche allergische Erkrankungen ergänzt:

---

[52]   Vgl. Kaufmann (2009), S. 99–100.
[53]   Vgl. Kroegel/Bartuschka/Henzgen (2008), S. 127.

25

Formen	Immunmechanismus	Allergische Erkrankungen
Typ I	Klassische IgE-vermittelte Allergien (Th2-Zellen, Mastzellen, Eosinophile)	**Anaphylaxie**, Allergisches Asthma bronchiale, Rhinitis allergica, etc.
Typ II	Zytotoxische Antikörper/Komplement (IgG und IgM-Antikörper)	Allergische hämolytische Anämien, Allergische Agranulozytose, Allergische Thrombozytopenie
Typ III	Immunkomplexvermittelt (IgG, IgM, Komplement und Neutrophile)	Serumkrankheit, Akute Hypersensitivitätspneumonitis (EAA)
Typ IV	Zellvermittelt (T-Lymphozyten, Makrophagen)	Allergisches Kontaktekzem, chronische Hypersensitivitätspneumonitis (EAA), Allergische Gastroenteropathie

Tab. 3 Übersicht über die vier Typen der Überempfindlichkeitsreaktionen
(eigene Darstellung; in Anlehnung an: Kroegel/Bartuschka/Henzgen, 2008, S. 116)

3.3 Die anaphylaktische Reaktion

„Als Anaphylaxie bezeichnet man eine schwere Überempfindlichkeitsreaktion mit potenziell tödlichem Verlauf, die sich im Wesentlichen an Haut, Atemwegen, Herz-Kreislauf-System und Gastrointestinaltrakt manifestiert."[54] Eine anaphylaktische Reaktion findet meist im Rahmen einer allergischen Sofortreaktion (Typ-I, IgE vermittelt) statt. Diese kann mehrere Organe gleichzeitig erfassen und sich sogar auf den gesamten Organismus ausweiten.[55] Der Begriff Anaphylaxie umfasst allerdings neben den allergischen Reaktionen auch nichtallergischen Reaktionen. Letztere werden auch als pseudoallergische bzw. anaphylaktoide Reaktion bezeichnet und sind nicht IgE vermittelt.[56]

Typische Symptome einer anaphylaktischen Reaktion sind Hauterscheinungen (z.B. Juckreiz, Urtikaria, Erythem), Atemwegsobstruktion (Schleimhautödem im Bereich von Pharynx, Larynx und Bronchien; Bronchospasmus), gastrointestinale Symptome (z.B. Übelkeit, Erbrechen, Koliken) und Herz-Kreislauf-Störungen (Blutdruckabfall mit Tachykardie, Bradykardie und Arhythmien bis zum Herz-Kreislauf-Stillstand).[57]

---

[54]   Sperl/Klimek (2016), S. 40.
[55]   Vgl. Sperl/Klimek (2016), S. 40.
[56]   Vgl. Kaufmann (2009), S. 592.
[57]   Vgl. Kaufmann (2009), S. 593.

Nach der Intensität und Ausprägung dieser Symptome kann eine anaphylaktische Reaktion in die vier folgenden Schweregrade eingeteilt werden:

Schweregrad	Reaktion	Klinisches Bild
Grad I	leichte Allgemeinreaktion	- Hautreaktion mit Juckreiz, Erythem, Flush, Urtikaria, Angioödem
Grad II	ausgeprägte Allgemein-reaktion	- Hautreaktionen wie bei Grad I - Allgemeinreaktionen wie Übelkeit und Erbrechen - Dyspnoe, Heiserkeit, beginnender Bronchospasmus - Hypotonie, Tachykardie, Arrhythmie
Grad III	bedrohliche Allgemein-reaktion	- Hautreaktionen wie bei Grad I - Larynxödem, Stridor, Bronchospasmus - Bewusstseinsstörung bzw. -verlust - Schock
Grad IV	Versagen der Vitalorgane	- Hautreaktionen wie bei Grad I, können bei dramatischem Verlauf aber auch fehlen - Atem- und Kreislaufstillstand

Tab. 4 Schweregrade der anaphylaktischen Reaktionen
(Quelle: Wilhelm/Grundmann, 2017, S. 593)

Zu den häufigsten Auslösern einer anaphylaktischen Reaktion zählen Nahrungsmittel, (z.b. Hühnerei, Kuhmilch, Erdnüsse), Bienen- und Wespengift und Medikamente (z.B. Penizillin-Antibiotika, Aspirin).[58] Seltener können u.a. Aeroallergene, Anstrengung, Seminalflüssigkeit oder Grundkrankheiten Auslöser darstellen.[59]

Bei einer anaphylaktischen Reaktion kommt es zunächst zu einem Erstkontakt mit einem Umweltantigen, woraufhin allergenspezifische Antikörper der IgE-Klasse gebildet werden. Für die IgE-Bildung sind CD4-T-Zellen des TH2-Typs verantwortlich. Die gebildeten Antikörper werden an der Oberfläche von Mastzellen, sowie basophilen und eosinophilen Granulozyten gebunden, da diese Zellen Fc-Rezeptoren für IgE-Antikörper tragen. Dieser Prozess wird auch Mastzell-Sensibilisierung genannt. Kommt es zu einem Zweitkontakt zwischen den beladenen Mastzelle und dem gleichen Allergen, so werden zwei benachbarte Antikörpermoleküle miteinander vernetzt. Dies führt schließlich zu der sogenannten Mastzell-Degranulation mit der Freisetzung von Mediatoren aus diesen Zellen. Histamin, Heparin, PAF, SRS-A und Prostaglandine werden ausgeschüttet.[60] Bei einer nichtallergischen anaphylaktischen Reaktion reagieren der auslösende Agens und die Mastzellen/basophilen Granulozyten unmittelbar, ohne

---

58 Vgl. Kroegel/Bartuschka/Henzgen (2008), S. 118
Vgl. Sperl/Klimek (2016), S. 40–41.
59 Vgl. Ring/Brockow (2018), S. 458.
60 Vgl. Kaufmann (2009), S. 100–101.

das Einwirken von IgE-Antikörpern. In der Folge werden Mediatoren freigesetzt und zusätzlich das Komplementsystem aktiviert.[61]

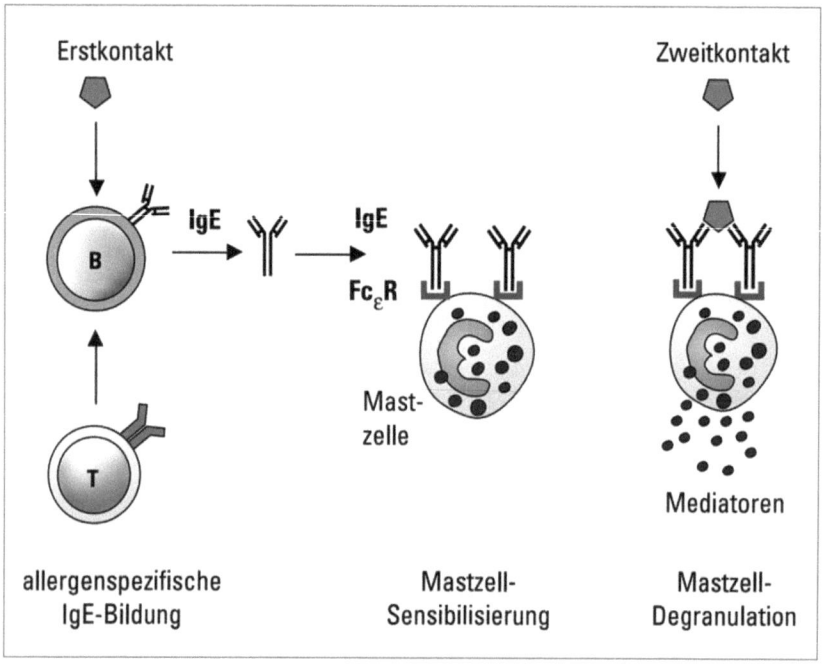

Abb. 8 Biochemischer Vorgang (Typ-I-Reaktion) bei Anaphylaxie
(Quelle: Kaufmann, 2009, S. 100)

Die Mediatoren sind die Auslöser der typischen allergischen Symptome (Ödem, Exanthem, Urtikaria).[62] Durch die Histaminfreisetzung kann es sogar zu einem distributiven Schock kommen, da Histamin zur (massiven) Vasodilatation führt. Aber auch direkte kardiodepressive Effekte können, abhängig von den beteiligten Mediatoren, auftreten.[63] Die anaphylaktische Reaktion kann also bei einem vehementen Verlauf in einem anaphylaktischen Schock münden, welcher meist an einem bestimmten Organ, dem Schockorgan, besonders schwerwiegenden

[61]   Vgl. Wilhelm/Grundmann (2017), S. 592.
[62]   Vgl. Kaufmann (2009), S. 101.
[63]   Vgl. Wilhelm/Grundmann (2017), S. 592.

Schaden verursacht. Da die Reaktion schon 2-3 min. nach dem Einwirken des Allergens beginnt, wird die anaphylaktische Reaktion auch als Sofort-Allergie bezeichnet.[64]

Die Akuttherapie der anaphylaktischen Reaktion basiert auf der klinischen Symptomatik. Sie umfasst Basismaßnahmen der ersten Hilfe, den Einsatz von Notfallmedikamenten und weitere Notfallmaßnahmen. Basismaßnahmen sind u.a. die Unterbrechung der Allergenzufuhr, verschiedene Basisuntersuchungen, oder das kontinuierliche Monitoring der Vitalparameter. Ein Beispiel für ein Notfallmedikament, das insbesondere bei schweren anaphylaktischen Reaktionen mit Schockgeschehen erfordert wird, ist Adrenalin. Es wirkt mit α-Rezeptor-gesteuerter Vasokonstriktion direkt den Ursachen des Schockgeschehens entgegen und erhöht durch ß1-mimetische Aktivität die kardiale Schlagfrequenz und Schlagkraft. Weitere Medikamente sind z.B. ß-Sympathomimetika, Antihistaminika oder Glukokortikosteroide. Letzteres ist jedoch aufgrund des verzögerten Wirkeintritts in der Akuttherapie eher umstritten.[65] Zu den weiteren Notfallmaßnahmen zählen beispielsweise Volumensubstitution, Sauerstoffzufuhr oder die kardiopulmonale Reanimation bei Herz-Kreislauf-Versagen.[66]

Neben der Akuttherapie sollte bei einer anaphylaktischen Reaktion außerdem die Prävention hohe Priorität besitzen. Anaphylaxie-Patienten werden abhängig vom Auslöser Notfallsets verordnet, die meist Adrenalin-Autoinjektoren, Antihistaminikum und Glukokortikoid beinhalten. Darüber hinaus werden Anaphylaxie-Schulungen angeboten, welche anaphylaktische Reaktionen präventiv vermeiden sollen.[67] Eine weitere Möglichkeit zur Behandlung, z.B. bei Bienen- oder Wespengift-Allergie, ist die spezifische Immuntherapie (Hyposensibilisierung), die Beschwerden signifikant reduzieren kann.[68]

---

[64] Vgl. Kaufmann (2009), S. 101.
[65] Vgl. Sperl/Klimek (2016), S. 42-43.
[66] Vgl. Sperl/Klimek (2016), S. 44.
[67] Vgl. Sperl/Klimek (2016), S. 44-45.
[68] Vgl. Kroegel/Bartuschka/Henzgen (2008), S. 152.

Anlagen

Anl. 1:   Endokrine Drüsen, ihre wichtigsten Hormone und deren Hauptwirkungen

Endokrine Drüse	Hormone	Wichtige Wirkungen
Hypothalamus	Releasing hormons (RH) = Liberine	stimulieren die Bildung glandotroper Hormone in der Hypophyse (HVL)
	Inhibiting hormons (IH) = Statine	hemmen die Bildung glandotroper Hormone in der Hypophyse (HVL)
Hypophyse – HVL	Somatotropes Hormon (STH)	fördert das allgemeine Wachstum (innere Organe und Skelett) vor der Pubertät
	Follikelstimulierendes Hormon (FSH) und Luteinisierendes Hormon (LH)	Regulation der Ovarialfunktionen (Follikelreifung; Gelbkörperentwicklung)
	FSH und Interstitiellzellstimulierendes Hormon (ICSH)	aktivieren die Hodentätigkeit
	Thyreoidea-Stimulierendes Hormon (TSH)	aktiviert die Tätigkeit der Schilddrüse
	Adrenokortikotropes Hormon (ACTH)	aktiviert die Tätigkeit der Nebennieren, speziell der NNR (Kortikoid-Bildung)
	Melanozyten-Stimulierendes Hormon (MSH)	aktiviert die Melanozyten der Haut (Verstärkung der Melaninproduktion)
	Prolaktin	regt Wachstum der Brustdrüsen an und fördert Milchproduktion
Hypophyse– HHL	Antidiuretisches Hormon (ADH)	fördert die Wasserreabsorption in den distalen Tubuli und Sammelrohren (Niere)
	Oxytozin	stimuliert die Aktivität der Milchdrüsen und Milchgänge der Brust sowie die Uteruskontraktilität (Wehentätigkeit)
Epiphyse	Melatonin	chronobiologische Effekte, z.B. Wach-Schlaf-Rhythmus
Schilddrüse	Tri-, Tetrajodthyronin (T3; T4=Thyroxin)	regeln den Grundumsatz, viele Stoffwechselaktivitäten, Substanzverwertung, starker Einfluss auf vegetative Funktionen
Schilddrüse C-Zellen	Kalzitonin	Senkung der Ca^{2+}-Konzentration im Blutplasma
Nebenschilddrüsen	Parathormon	Erhöhung der Ca^{2+}-Konzentration im Blutplasma; stimuliert Osteoklasten bei niedriger Ca^{2+}-Konzentration, also Gefahr der Knochendemineralisierung
Thymus	Thymopoietin I und II, Thymosin	stimulieren die Differenzierung von Thymozyten zu T-Lymphozyten (gehören zum spezifischen zellulären Immunsystem)
Nebennierenrinde – NNR: Zona fasciculata	Glukokortikoide (Kortisol etc.)	Steigerung des Blutzuckers, »langsame« Stress- oder Notfallhormone, Modulation des Immunsystems, Drosselung überschießender Immunreaktionen
NNR: Zona glomerulosa	Mineralokortikoide (Aldosteron)	Förderung der Natriumreabsorption
NNR: Zona reticularis	Sexualhormone (Östrogen, Testosteron)	Körperbau; äußere Sexualmerkmale, Sexualfunktion
Nebennierenmark – NNM	Katecholamine (Adrenalin, Noradrenalin)	Steigerung des Blutzuckers, Verengung der peripheren Blutgefäße, Zentralisation des Blutes beim Schock; schnelle Notfall- bzw. Stresshormone
Pankreas	Insulin	das einzige Blutzucker senkende Hormon
	Glukagon	einer der vielen Gegenspieler des Insulins
Eierstöcke	Östrogen	Reifung der Eizellen, Ausprägung der Geschlechtsmerkmale, Libido, Sexualität
	Progesteron	Gelbkörperhormon; Regelblutung
Hoden	Testosteron	Reifung der Spermien; Ausprägung der Geschlechtsmerkmale, Libido, Sexualität, anaboles Hormon (z.B. Muskelaufbau)

Quelle: Siems/Bremer/Przyklenk (2009), S. 225

Anl. 2: Kontrolle des Hypophysenvorderlappens und des Hypophysenhinterlappens durch den Hypothalamus

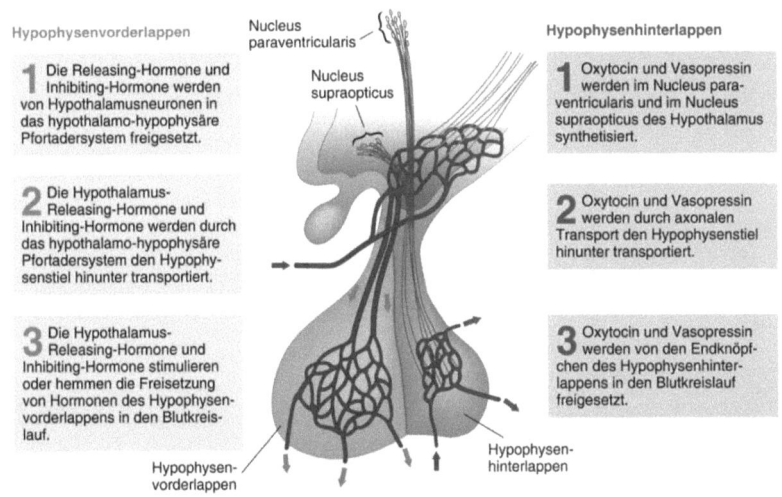

Quelle: Pinel/Barnes/Pauli (2019), S. 425

Anl. 3: Hypothalamisch-hypophysäres System und Endorgane

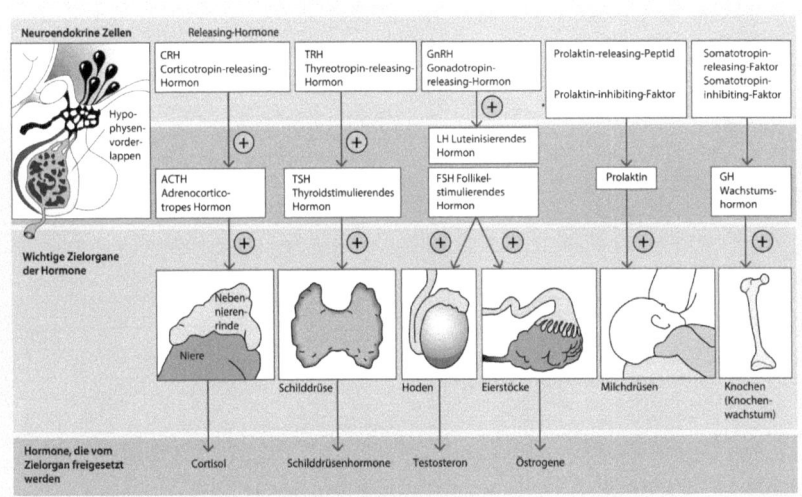

Quelle: Entringer/Heim (2016), S. 26

Anl. 4: Schockklassifikationen

Schockklassifikation	Ursachen	Ausgelöst durch
Hypovolämischer Schock	Blutverlust	Blutungen (gastrointestinal, retroperitoneal), Trauma
	Plasmaverlust/-umverteilung	Verbrennungen
		Trauma
		Anaphylaxie
	Flüssigkeits-/Wasserverlust	Dehydratation
		Erbrechen
		Diarrhö
		Polyurie
		Diabetische Entgleisung
	Gesteigerte Gefäßkapazität (Vasodilatation)	Sepsis
		Anaphylaxie
		Toxine
		Pharmaka
Kardiogener Schock	Myogen	Myokardinfarkt (linker Ventrikel, rechter Ventrikel)
		Kardiomyopathien (ischämisch, hypertensiv, dilatativ, restriktiv, septisch, endokrin-metabolisch u. a.)
		Myokarditis
		Myokardkontusion
		Pharmakonkardiotoxizität/Intoxikationen (Zytostatika – speziell Anthrazykline –, Kalziumantagonisten, β-Rezeptorenblocker, Antiarrhythmika)
		Hypoxie
	Mechanisch	Herzklappenerkrankung (Stenose, Insuffizienz)
		Hypertrophische Kardiomyopathie
		(Ventrikel-)Septumdefekt
		Intrakavitäre Flussbehinderung (Vorhofthromben, Myxom, andere Herztumoren)
	Rhythmogen	Bradykardie schweren Ausmaßes
		Tachykardie schweren Ausmaßes
Extrakardialobstruktiver Schock	Gestörte diastolische Füllungsfunktion	Direkte Venenobstruktion (V. cava superior, inferior) durch Kompression, Infiltration, Thrombus
		Erhöhter intrathorakaler Druck (verminderter, transmuraler Druckgradient) durch Spannungspneumothorax, infolge Asthma, bei mechanischer Beatmung
		Verminderte Dehnbarkeit des Herzens
		Konstriktive Perikarditis
		Perikardtamponade durch akute Ventrikelruptur bei Herzinfarkt, Trauma, Hämorrhagie (nach Antikoagulation, Fibrinolyse) oder chronisch maligner, urämischer, entzündlicher Genese, idiopathisch
	Gestörte systolische Funktion (Nachlasterhöhung)	Rechter Ventrikel
		Lungenembolie
		Akute und exazerbierte chronische pulmonale Hypertonie
		Linker Ventrikel
		Aortendissektion
		Sattelembolus
Verteilungsschock (Distributiver Schock)	Septisch	Bakterien, Pilze, Vieren, Rickettsien
	Toxisches Schocksyndrom	
	Anaphylaktisch/anaphylaktoid	
	Neurogen	
	Endokrin	Phäochromozytom, thyreotoxische Krise
	Toxisch	

Quelle: Müller-Werden/Buerke/Cristoph et al. (2006), S. 339

Anl. 5   Die wichtigsten Bestandteile des Immunsystems

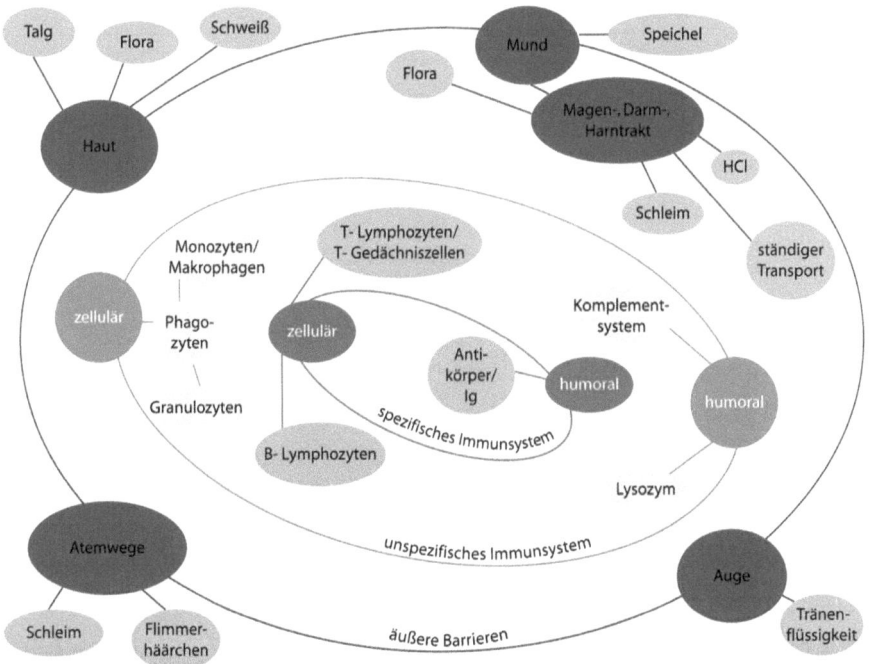

Quelle: Siems/Bremer/Przyklenk (2009), S. 236

Anl. 6   Entzündungszellen und Mediatoren im Rahmen der allergischen Entzündung

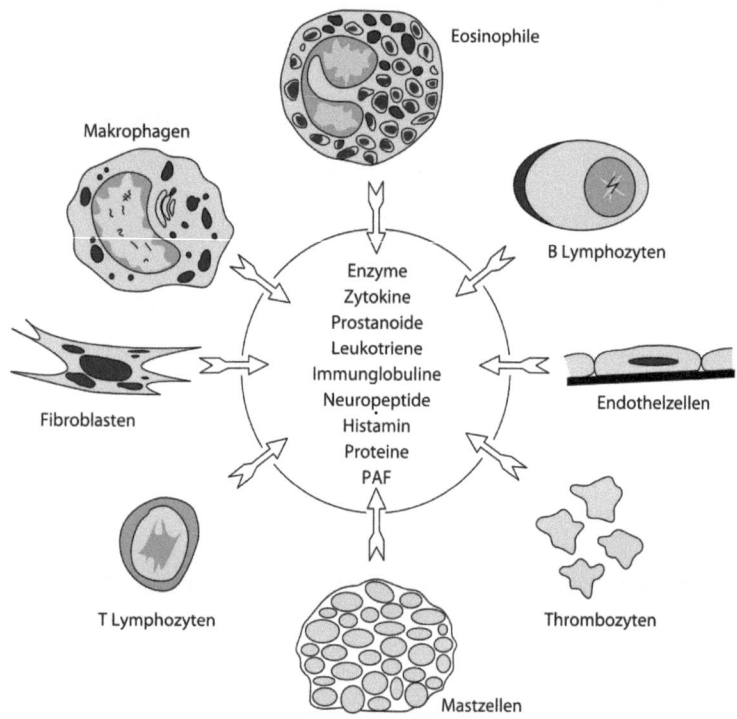

Quelle: Kroegel/Bartuschka/Henzgen, 2008, S. 131

Literaturverzeichnis

Adams, H. A. et al. (2001), Die Definitionen der Schockformen, Intensivmed, 38. Jg., Nr. 7, S. 541–553.

Assen, C. (2016), Crash-Kurs Psychologie, 1. Auflage, Berlin Heidelberg.

Becker-Carus, C. (2020), Hypophyse, In: Wirtz, M. A. (Hrsg.), Lexikon der Psychologie, 19. Auflage, Bern, S. 794.

Beubler, E. (2018), Kompendium der Pharmakologie, 4. Auflage, Berlin Heidelberg.

Entringer, S./Heim, C. (2016), Biologische Grundlagen, In: Ehlert, U. (Hrsg.), Verhaltensmedizin, 2. Auflage, Berlin Heidelberg, S. 13-42.

Ferenčik, M./Zervan, K. (2006), Kompendium der Immunologie. Grundlagen und Klinik, Wien.

Gründer, G. (2020), Schilddrüsenhormone, In: Wirtz, M. A. (Hrsg.), Lexikon der Psychologie, 19. Auflage, Bern, S. 1553.

Hempel, D./Michels, G. (2019), Schock – eine Übersicht für die klinische Praxis, Deutsche medizinische Wochenschrift, 144. Jg., Nr. 13, S. 884–891.

Janke, W./Zimmermann, P. (2020), Gonadotropine, In: Wirtz, M. A. (Hrsg.), Lexikon der Psychologie, 19. Auflage, Bern, S. 714-715.

Janke, W. (2020), Nebennierenrinde, In: Wirtz, M. A. (Hrsg.), Lexikon der Psychologie, 19. Auflage, Bern, S.1222.

Kaufmann, S. H. E. (2009), Immunpathologie. In: Hahn, H./Kaufmann, S. H. E./Schulz, T. F./Suerbaum, S. (Hrsg.), Medizinische Mikrobiologie und Infektiologie, 6. Aufl., Berlin, Heidelberg, S. 99–107.

Kleine, B./Rossmanith, W. (2014), Hormone und Hormonsystem, 3. Auflage, Berlin Heidelberg.

Krebs, P./Bail, J./Junger, A. (2012), Chirurgisch relevante Schockformen, In: Siewert, J. R./Stein H. J. (Hrsg.), Chirurgie, 9. Auflage, Berlin Heidelberg, S. 1-185.

Kretzschmar, M./Knacke, P. G. (2015), Schock. In: Enke, K./Flemming, A./Hündorf, H.-P. et al. (Hrsg.), Lehrbuch für präklinische Notfallmedizin Band 1: Patientenversorgung und spezielle Notfallmedizin, 5. Auflage, S. 332–353.

Kroegel, C./Bartuschka, B./Henzgen, M. (2008), Allergie, Pathomechanismen, Krankheitsbilder. In: Matthys, H./Seeger, W. (Hrsg.), Klinische Pneumologie, 4. Aufl., Heidelberg, S. 115–161.

Löllgen, H./Bachl, N./Lorenz, C./Schulze-Bahr, E./Löllgen, R./Csajagi, E./Pigozzi, F. (2018), Einführung in das Herz-Kreislauf-System, In: Bachl, N./Löttgen, H./Tschan,

H./Wackerhage, H./Wessner, B. (Hrsg.), Molekulare Sport- und Leistungsphysiologie, 1. Auflage, Wien, S. 57-103.

Loop, T. (2003), Das Immunsystem: Grundlagen und Modulation durch Anästhetika, Anästhesiologie & Intensivmedizin, Nr. 44, S. 53-67.

Marischler, C. (2014), Endokrinologie, 2. Auflage, München.

Müller-Werdan, U./Buerke, M./Cristoph, A./ Flieger, R.R./Loppnow, H./Prondzinsky, R. et al. (2006), Schock, In: Erdmann, E. (Hrsg.), Klinische Kardiologie, 6. Auflage, Heidelberg, S. 337-429.

Paula, J. (2014), Medizinische Terminologie, Anatomie und Physiologie, 1. Auflage, Studienbrief der SRH Fernhochschule, Riedlingen.

Pinel, J. P. J./Barnes, S. J./Pauli, P. (2019), Biopsychologie, 10. Auflage, Halbergmoos.

Ring, J./Brockow, K. (2018), Soforttyp-Allergie: Rhinokonjunktivitis, Asthma bronchiale, Anaphylaxie. In: Plewig, G./Ruzicka, T./Kaufmann, R./Hertl, M./Braun-Falco, O. (Hrsg.), Braun-Falco's Dermatologie, Venerologie und Allergologie, 7. Aufl., Berlin, S. 453–460.

Roth, E./Flich, K./Huber, J. (2018), Endokrines System, In: Bachl, N./Löttgen, H./Tschan, H./Wackerhage, H./Wessner, B. (Hrsg.), Molekulare Sport- und Leistungsphysiologie, 1. Auflage, Wien, S. 229-264.

Siems, W./Bremer, A./Przyklenk, J. (2009), Allgemeine Krankheitslehre für Physiotherapeuten, 1. Auflage, Heidelberg.

Sperl, A./Klimek, L. (2016), Ursachen, Therapie und Prävention der Anaphylaxie, HNO Nachrichten, 46. Jg., Nr. 5, S. 40–48.

Standl, T./Annecke, T./Cascorbi, I./Heller, A. R./Sabashnikov, A./Teske, W. (2018), The Nomenclature, Definition and Distinction of Types of Shock, Deutsches Aerzteblatt international, 115. Jg., Nr. 45, S. 757–768.

Wagner, F./Baumgart, K. (2007), Schock, Notfall + Rettungsmedizin, 10. Jg., Nr. 8, S. 593–606.

Wilhelm, W./Grundmann, F. (2018), Allergie und Anaphylaxie. In: Wilhelm, W. (Hrsg.), Praxis der Anästhesiologie, 1. Auflage, Berlin, S. 591–600.

Wirtz, M. A. (2020), Lexikon der Psychologie, 19. Auflage, Bern, S. 714-715.

BEI GRIN MACHT SICH IHR WISSEN BEZAHLT

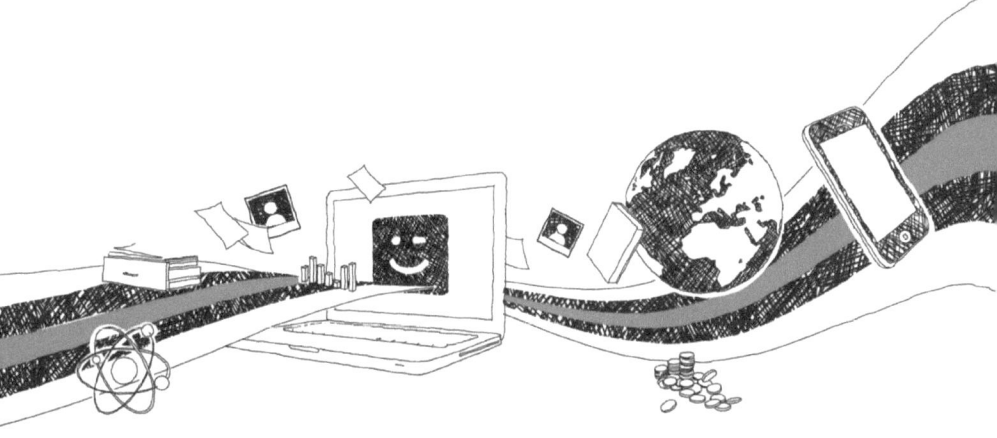

- Wir veröffentlichen Ihre Hausarbeit, Bachelor- und Masterarbeit

- Ihr eigenes eBook und Buch - weltweit in allen wichtigen Shops

- Verdienen Sie an jedem Verkauf

Jetzt bei www.GRIN.com hochladen und kostenlos publizieren

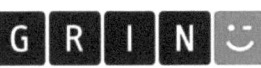